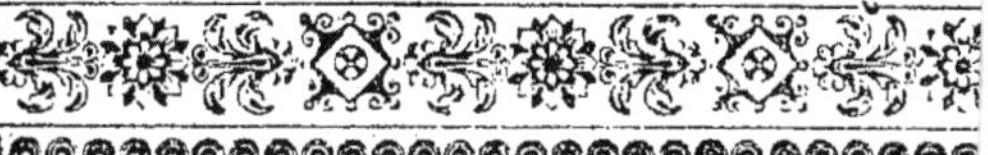

Description succincte

D'UNE

MALADIE

GRAVE ET RARE

DE LA PARTIE SUPÉRIEURE DE L'HUMÉRUS,

Guérie par l'amputation du bras, dans l'articulation scapulo-humérale, et suivie d'une dégénérescence cérébriforme de la plus grande partie des poumons ;

Par J.-F. BONFILS, Fils aîné,

Bachelier-ès-Sciences ; Docteur en Médecine de la Faculté de Paris ; Professeur-Suppleant et Secrétaire de l'École secondaire de Médecine de Nancy ; Professeur-Adjoint du Cours d'Accouchements pour les sages-femmes du département de la Meurthe ; Médecin-Adjoint de la maison de Secours de Nancy ; Médecin de la maison de Santé de la Malgrange près de la même Ville ; Membre du Comité central de Vaccine du département de la Meurthe ; de la Société des Sciences, Agriculture et Arts du département du Bas-Rhin ; du Cercle médical de Paris et des Sociétés de Médecine de Lyon, Rouen, Dieppe, etc. etc.

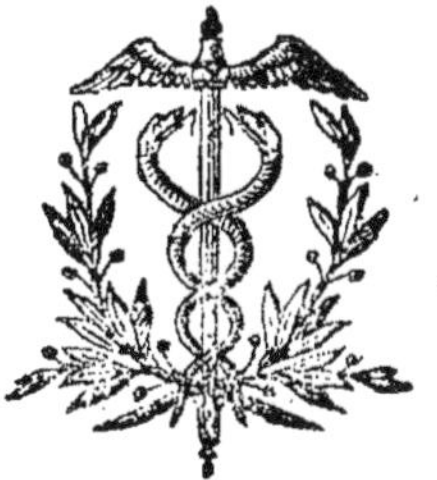

Nancy,

CHEZ SENEF, LIBRAIRE, ET CHEZ L'AUTEUR.

1827.

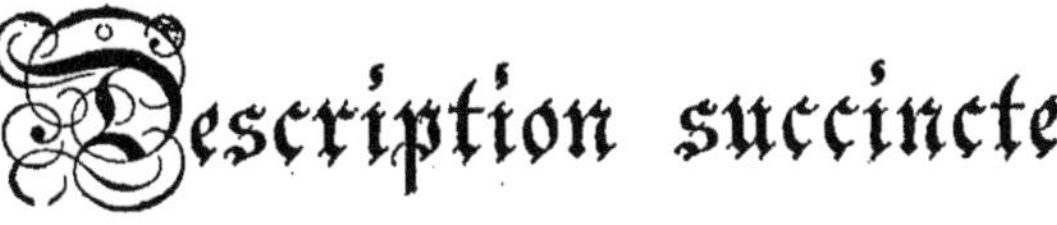

D'UNE

MALADIE

GRAVE ET RARE

DE LA PARTIE SUPÉRIEURE DE L'HUMÉRUS,

Guérie par l'amputation du bras, dans l'articulation scapulo-humérale, et suivie d'une dégénérescence cérébriforme de la plus grande partie des poumons.

A NANCY, DE L'IMPRIMERIE DE C.-J. HISSETTE,
RUE DE LA HACHE, N° 53.

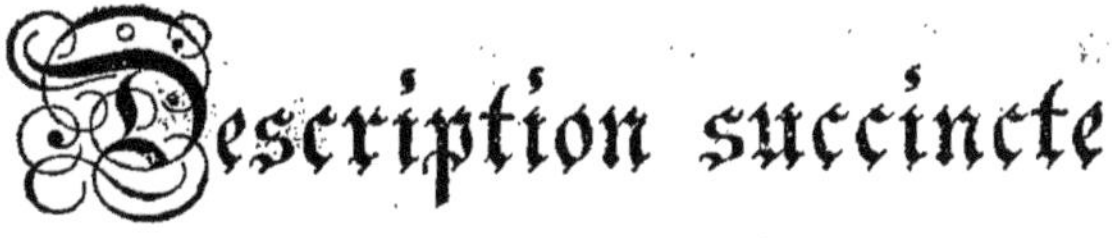

D'UNE

MALADIE

GRAVE ET RARE

DE LA PARTIE SUPÉRIEURE DE L'HUMÉRUS,

Guérie par l'amputation du bras, dans l'articulation scapulo-humérale, et suivie d'une dégénérescence cérébriforme de la plus grande partie des poumons;

Par J.-F. BONFILS, Fils aîné,

Bachelier-ès-Sciences; Docteur en Médecine de la Faculté de Paris; Professeur-Suppléant et Secrétaire de l'École secondaire de Médecine de Nancy; Professeur-Adjoint du Cours d'Accouchements pour les sages-femmes du département de la Meurthe; Médecin-Adjoint de la maison de Secours de Nancy; Médecin de la maison de Santé de la Malgrange près de la même Ville; Membre du Comité central de Vaccine du département de la Meurthe; de la Société des Sciences, Agriculture et Arts du département du Bas-Rhin; du Cercle médical de Paris et des Sociétés de Médecine de Lyon, Rouen, Dieppe, etc. etc.

Nancy,

CHEZ LES PRINCIPAUX LIBRAIRES, ET CHEZ L'AUTEUR.

1827.

DESCRIPTION

SUCCINCTE

D'UNE MALADIE GRAVE ET RARE

DE LA PARTIE SUPÉRIEURE DE L'HUMÉRUS,

Guérie par l'amputation du bras, dans l'articulation scapulo-humérale, et suivie d'une dégénérescence cérébriforme de la plus grande partie des poumons.

JOSEPH LOUIS, âgé de 18 ans, natif de Cirey près de Blâmont, département de la Meurthe, fut admis le 20 Septembre 1822 à la maison de Secours de Nancy, pour y être traité d'une tumeur très-volumineuse qui s'était développée graduellement depuis près d'un an à la partie supérieure du bras droit, et qui paraissait compromettre aussi l'articulation scapulo-humérale.

Vers la fin de Décembre 1821, ce jeune homme qui jusqu'alors avait joui d'une bonne santé, tomba du bord d'une roche dans un trou de la profondeur d'à-peu-près un mètre (trois pieds) que la neige cachait sous ses pas. Dans cette chute, l'épaule droite porta rudement sur la pierre, et Louis y sentit une violente douleur ; on n'employa pendant plusieurs jours aucun moyen pour soulager le malade. Mais cette douleur persistant au même degré d'intensité, on alla consulter une femme qui, sous prétexte de lui remettre le bras, exerça des tractions, des pressions et des frottements douloureux sur la partie supérieure du bras et sur l'épaule.

Ces manœuvres qui n'auraient nullement été capables de replacer la tête de l'humérus, s'il y avait eu luxation, ne firent qu'accroître la sensibilité et les désordres de la partie malade ; et les douleurs, loin de diminuer, allèrent en augmentant.

Dans le courant du mois de Janvier suivant, Louis consulta un médecin de campagne, qui, dit-il, lui remit le bras. Nouvelles tractions, nouveaux tourments, sans aucun soulagement ; au contraire, l'articulation, déjà bien douloureuse, le devint encore davantage.

Ce ne fut cependant qu'au bout de quatre-vingt-dix jours, cinq mois après sa chute, que le malade consulta enfin un homme de notre art réellement instruit, M. le Docteur Lahalle, médecin à Blâmont, qui porta un pronostic fâcheux sur l'issue de la maladie, et conseilla néanmoins plusieurs (trois ou quatre) applications de sangsues, au nombre de trente chaque fois, réparties sur toute l'étendue de la tumeur, puis un large vésicatoire sur la région du deltoïde. Après chaque apposition de sangsues, le malade se trouvait légèrement soulagé; mais la maladie n'en marchait pas moins à grands pas.

Louis qui était dans la plus profonde indigence, fatigué de souffrir, et voyant toujours augmenter son mal, se décida enfin à venir à Nancy chercher du soulagement dans un hôpital. Il fut admis à la maison de Secours le 20 Septembre 1822, neuf mois après sa chute.

Je l'examinai le lendemain de son arrivée, et je reconnus que le tiers supérieur du bras droit et l'articulation scapulo-humérale étaient affectés d'un gonflement qui offrait seize centimètres (six pouces environ) de diamètre en tous sens, et qui semblait appartenir à l'humérus seul [1]. Dans le repos, les douleurs étaient supportables; mais le moindre mouvement les exaspérait considérablement. Les deux tiers inférieurs du bras, l'avant-bras et la main étaient dans l'état naturel; les articulations étaient mobiles, et le malade pouvait encore se servir de sa main.

Cette tumeur se prononçait plus à la partie antérieure et à la partie externe que postérieurement; elle était dure et inégalement bosselée, et les tégu-

[1] Par là cet os se trouvait alongé de plusieurs pouces.

ments qui la recouvraient, tendus et très-amincis, laissaient apercevoir partout un réseau de veines dilatées, ce qui lui donnait quelque ressemblance avec une mamelle développée par un cancer. Mais la jeunesse du sujet, le siége de la maladie, la nature des symptômes repoussaient l'idée de cancer; d'ailleurs la dureté de sa substance ne permettait pas qu'on la prît pour un amas de liquide. Je ne pouvais donc méconnaître en elle un *ostéosarcome* ou *ostéostéatome*, maladie qu'on a aussi improprement appelée *spinaventosa* et *pédarthrocacé*.

Il n'existait pas de fièvre; la langue était belle; le malade avait bon appétit; il toussait légèrement; il allait et venait, mais il était un peu affaibli.

Le dianostic établi, l'ostéosarcome bien reconnu, y avait-il une cause prédisposante? s'il en existait une, etait-elle syphilitique, scrophuleuse, rachitique, scorbutique, cancéreuse? Rien ne décélait l'existence d'aucune de ces diathèses. D'ailleurs la cause déterminante n'a-t-elle pas suffi seule pour produire une semblable maladie? Une contusion aussi violente de l'extrémité spongieuse de l'humérus a bien pu déterminer dans cet organe une profonde inflammation qui, loin d'avoir été d'abord combattue par un traitement approprié, a été aigrie à plusieurs reprises par des manœuvres au moins inconsidérées; cette inflammation, d'abord aiguë, a pu passer par la suite à l'état chronique, et produire le ramollissement et la carnification de l'os; terminaison qui était d'autant plus facile que le mal résidait dans une extrémité spongieuse et chez un jeune sujet.

Cet état de désorganisation, qu'aucun médicament n'était capable de faire rétrograder, n'admettait donc d'autre remède que l'amputation du membre à l'article, opération à laquelle il convenait de procéder sans retard, vu que la maladie de l'humérus ne pouvait que se propager à la partie inférieure de cet os, et peut-être même aux os voisins, notamment à l'omoplate. Déjà j'avais vu mourir d'une semblable affection à l'extrémité inférieure du fémur, un jeune homme qu'un officier de santé de Nancy, avait promis de guérir sans amputation, quoique mon père et moi eussions conseillé de recourir le plus tôt possible à cette opération indispensable. Enfin la tumeur de Louis grossissant encore, et même assez rapidement, rendait tous les jours plus grandes les difficultés de l'amputation.

Mais le sujet, à qui l'avant-bras et la main de l'extrémité malade rendaient encore quelques services, souffrant peu dans le repos, refusait opiniâtrément de faire le sacrifice de son bras. Quoiqu'assez considérablement affaibli par la maladie, et malgré l'état de morosité dans lequel il était tombé, Louis comptant sur sa jeunesse, espérait encore guérir et conserver un membre si utile, à lui surtout, pauvre, habitant de la campagne, et n'ayant d'autre moyen d'existence que le travail des bras. Il en était aussi détourné par plusieurs employés de l'hôpital qui m'avaient entendu converser avec mon père, médecin en chef de cette maison, sur les difficultés qu'offrait l'opération et sur l'importance de se bien rendre maître du sang, surtout chez un sujet déjà bien affaibli par la maladie. La grande quantité de vaisseaux très-dilatés qui rampaient sur la tumeur, pouvait avec raison faire présager une perte de sang assez considérable dès le commencement de l'opération.

La résistence du malade me réduisit donc à la pénible nécessité de m'en tenir à un traitement palliatif, et propre à ralentir, *s'il était possible*, les progrès de la maladie.

J'employai de nouveau, mais en petit nombre, les sangsues qui avaient déjà autrefois procuré du soulagement. Je fis appliquer des cataplasmes émollients sur toute la tumeur. Mais des douleurs atroces qui survinrent bientôt, m'obligèrent à recourir aux opiacés extérieurement et intérieurement; j'administrai de même les mercuriaux. Malgré tous ces remèdes les douleurs persistaient; l'augmentation rapide du volume de la tumeur, me suggéra l'idée de recourir à la compression qui n'eut pas plus d'efficacité que lesmoyens précédents.

Pendant ce traitement, MM. les docteurs Louis VALENTIN, de Nancy, et KOREFF, médecin conseiller de S. M. le roi de Prusse, qui vinrent l'un et l'autre visiter la maison de Secours, tout en applaudissant à ma résolution d'amputer, semblaient douter du succès de cette opération entourée de tant d'écueils.

Je n'en restai pas moins convaiucu de la possibilité de surmonter toutes ces difficultés et de conserver le malade, en le débarrassant d'un mal qui allait nécessairement lui donner la mort; et je n'abandonnai pas mon projet.

Enfin, LOUIS poussé à bout par la douleur, effrayé du dépérissement dans lequel il était tombé, finit par demander l'opération, pour laquelle je concertai avec mon père un plan d'exécution.

Un procédé opératoire que j'avais vu employer en 1818, par M. le professeur DUPUYTREN, à l'Hôtel-Dieu de Paris où j'étais élève externe, fut celui que j'adoptai, en lui faisant cependant subir quelques modifications. Ce célèbre chirurgien opérant dans un cas [1] où l'articulation scapulo-humérale était saine, se servit d'un couteau droit à amputation, à lame étroite et de moyenne longueur, avec

[1] Félicité Chéret, âgée de vingt-huit ans, portière, rue Montorgueil, n° 51, entrée à l'Hôtel-Dieu de Paris le 7 Juillet 1818, et couchée salle Saint-Jean, n° 33, dans un lit dont le service chirurgical m'était échu en partage. Elle

lequel il forma d'abord deux lambeaux par deux incisions qui partaient l'une et l'autre du même point, du sommet de l'apophyse acromion, allaient en s'écartant, passer, l'une en avant et l'autre en arrière de l'articulation, et se réunir au-dessous dans le creux de l'aisselle, en divisant la peau et toute l'épaisseur du muscle deltoïde. Il disséqua ces deux lambeaux dont le rapprochement, après l'opération, devait offrir une plaie longitudinale peu étendue et facile à réunir.

Puis reportant son couteau sous l'apophyse acromion, il divisa les tendons des muscles sus-épineux, sous-épineux, petit rond et l'un de ceux du biceps, incisa en même temps la capsule, pénétra dans l'articulation, fit descendre son couteau derrière la tête de l'humérus qu'il luxa en dehors, et divisa tout près de cet os les muscles grand pectoral, biceps, coraco-brachial, sous-scapulaire, grand rond et grand dorsal. Arrivé au niveau de la réunion inférieure des deux incisions, il fit saisir et comprimer entre les doigts d'un aide les vaisseaux [1] au creux de l'aisselle, les

avait une brûlure au dernier degré, qui occupait le tiers supérieur de l'avant-bras, le coude et les deux tiers inférieurs du bras ; les os étaient à nu et carbonisés. Elle fut opérée le 15 juillet 1818.

[1] Il paraît qu'à présent M. Dupuytren fait comprimer préa-

coupa en travers, au-dessous de cette compression, et finit ainsi l'amputation du membre. Il fit ensuite la ligature immédiate des artères, réunit la plaie à l'ordinaire et appliqua l'appareil convenable.

Quoiqu'extrêmement avantageux, ce procédé n'eut pas un plein succès à l'Hôtel-Dieu; car le point de la plaie qui se trouvait en rapport avec la cavité glénoïde de l'omoplate ne se réunit pas, et cette surface articulaire ayant fait une légère saillie entre les deux lambeaux, se trouva exposée au contact de l'air et s'exfolia. Cette opération de la nature se fit très-lentement, et huit mois après l'opération, la malade sortie de l'Hôtel-Dieu, portait encore une plaie fistuleuse par laquelle il sortait un pus séreux.

J'indiquerai tout-à-l'heure les changements que je fis subir à ce procédé opératoire, afin d'éviter l'accident arrivé après l'opération faite à l'Hôtel-Dieu.

La tumeur de Louis avait acquis deux pieds trois pouces de circonférence (environ six déci-

lablement l'artère sous-clavière sur la première côte, comme je l'ai fait dans le cas dont je donne ici l'histoire. Voyez le *Manuel des opérations chirurgicales* de M. J. Coster, in-18, 1823, page 80. Voyez aussi la dernière édition de la médecine opératoire de Sabatier, faite sous les yeux de M. le baron Dupuytren, in-8°. 1824, tome 4, page 517 et 518.

mètres huit centimètres) à sa partie supérieure, et dix pouces (vingt-cinq centimètres) de hauteur; elle occupait l'articulation de l'épaule et les deux tiers supérieurs de l'humérus; elle se prononçait toujours plus en avant et en dehors qu'en arrière, la peau de la partie antérieure et externe avait rougi sur trois points qui, mous et fluctuants, menaçaient de s'ouvrir bientôt, et le sujet déja très-affabli, eut alors succombé promptement à la suppuration ichoreuse et aux hémorragies fréquentes et abondantes qu'auraient fournies des chairs fongeuses.

Je ne crus pas nécessaire de faire subir au malade quelques-unes des préparations anciennement usitées avant les opérations; et, le 27 Décembre 1822, à neuf heures du matin, je l'opérai en présence de mon père, de mon frère [1] et de tous les étudiants de l'École secondaire de Médecine de Nancy.

Le Malade, assis sur une chaise ordinaire en bois, l'épaule droite située obliquement au jour, et le bras gauche passé par dessus le dos de son siége, fut fixé dans cette position par trois aides, un quatrième étant debout derrière la chaise, et ayant passé ses mains l'une en avant et l'autre en

[1] Jean-Léon BONFILS, mon excellent ami, Docteur en médecine de la Faculté de Paris; Médecin-adjoint du grand hôpital des aliénés de Maréville près de Nancy, etc.

arrière du col du malade, comprimait avec le pouce l'artère sous-clavière à son passage sur la première côte; un cinquième aide enfin maintenait le bras malade légèrement écarté du corps, et devait le soutenir pendant l'opération.

Debout devant l'épaule malade, je pris de la main droite un grand bistouri à tranchant convexe; je fis sur la partie antérieure de la tumeur une première incision curviligne; elle s'étendait du milieu de l'espace qui sépare les sommets des deux apophyses acromion et coracoïde, jusqu'au creux de l'aisselle, en passant devant l'articulation. Prenant ensuite le bistouri de la main gauche, je fis une seconde incision demi-circulaire, qui partant du même point que la première [1], allait joindre

[1] En faisant partir cette seconde incision du même point que la première, on est forcé de faire une légère perte de substance entre les extrémités supérieures des deux lambeaux, ce qui a failli empêcher le rapprochement exact des lèvres de la plaie dans ce point, et leur adhésion par première intention. Il conviendrait donc mieux, comme je le propose dans les courtes réflexions qui suivent cette description, de faire partir la seconde incision de la première sous un angle très-aigu, et à environ deux pouces (cinq centimètres) de la naissance de celle-ci. En opérant ainsi, les lambeaux conserveraient à leur partie supérieure toute l'amplitude possible, et, malgré la rétraction qu'ils éprouvent, (rétraction qui est en raison directe de la distension opérée par la maladie), ils s'enfonceraient facilement sous l'apophyse acro-

celle-ci à son extrémité inférieure dans le creux de l'aisselle, en passant du côté externe de la tumeur (sa convexité étant tournée en avant), au lieu de passer derrière l'articulation comme dans le procédé de M. DUPUYTREN.

Je formai de cette manière deux lambeaux inégaux, le postérieur étant le plus grand; ils étaient composés de la peau et de la partie correspondante du muscle deltoïde considérablement aminci [1]. Par la dissection je les détachai de la surface de la tumeur, jusqu'à leur base. Je mis ainsi à découvert la capsule articulaire que j'incisai transversalement sous l'acromion, ainsi que les muscles et les tendons qui l'entourent; d'une main j'éloignai la tête de l'humérus de la cavité glénoïde; de l'autre je

mion, y adhéreraient ainsi qu'ils le font entr'eux, et l'on éviterait bien plus sûrement la saillie de la surface glénoïde, entre les bords de la plaie et son exfoliation au contact de l'air.

1 Immédiatement après leur dissection, ces lambeaux avaient une ampleur très-considérable, formés des parties molles distendues qui recouvraient la tumeur; ils avaient entre eux à-peu-près les deux tiers de la circonférence de celle-ci, qui, comme nous l'avons dit, était de deux pieds trois pouces. Pendant le peu de temps nécessaire pour achever l'opération et lier les artères, la rétraction qui s'est opérée dans les tissus qui les composaient, et qui a été proportionnée à la distension qu'ils avaient éprouvée, a suffi pour les réduire aux dimensions strictement nécessaires à la réunion de la plaie.

conduisis mon bistouri entre la tumeur et les vaisseaux axillaires, jusqu'au point du creux de l'aisselle, où se joignaient les deux premières incisions, en coupant les muscles sous-scapulaire, coraco-brachial, la longue portion du biceps, les grand dorsal, grand rond et grand pectoral à leur insertion à l'humérus. Alors je tournai en dedans le tranchant de mon bistouri, j'incisai transversalement les vaisseaux et les nerfs axillaires, et l'ablation du membre fut terminée.

J'examinai aussitôt la cavité glénoïde de l'omoplate, dans l'intention de la ruginer et même de l'enlever dans le cas où elle aurait été malade; mais elle était saine.

Je liai promptement l'artère principale du membre, et deux autres petites, les seules qui donnaient du sang; je rapprochai les lambeaux; je les maintins avec des bandelettes agglutinatives pour obtenir leur réunion par première intention, et je recouvris la plaie d'un large gâteau de charpie légèrement enduit de cérat. Le malade pansé, comme dans les cas ordinaires d'amputation, fut porté dans son lit.

L'inégalité des lambeaux fit que la plaie située en avant de la cavité glénoïde et reposant sur des parties molles, ne pouvait nullement être gênée pour la réunion des lèvres entr'elles, ni permettre à la surface articulaire de l'omoplate, de faire saillie entre ses lèvres.

Je prescrivis la diète la plus stricte et une boisson délayante. Mais une demi-heure après l'opération, la douleur au moignon était si violente, que je prescrivis une potion laudanisée, dont le malade prit d'abord plusieurs cuillerées à-la-fois, et ensuite une seule de demi-heure en demi-heure. La douleur diminua peu à peu.

Le soir la fièvre traumatique existait : le lendemain matin le malade était moins souffrant ; il avait un peu dormi, mais la fièvre continuait ; elle ne diminua que le troisième jour. Je levai le premier appareil ce même jour. Les lambeaux n'adhéraient pas encore aux chairs du fond de la plaie, mais ils étaient réunis entre eux, et la plaie extérieure cicatrisée dans sa plus grande étendue. Les deux extrémités seules suppuraient, surtout l'inférieure, par laquelle passaient les fils des ligatures. Je pansai avec des bandelettes de linge graissées de cérat blanc, sur les bords de la plaie, et de la charpie sur le milieu. Les ligatures se détachèrent sans accident ; le mieux-être du malade alla toujours croissant sous tous les rapports ; le sixième jour, après l'opération, je lui permis deux bouillons, et je le fis nourrir tous les jours davantage.

Aussitôt après l'opération, nous examinâmes le membre amputé. Les deux tiers supérieurs de l'humérus, presque carnifiés, étaient extrêmement développés en largeur et en hauteur, et formaient une tumeur de huit décimètres de circonférence (deux pieds trois pouces) ; les parties molles qui l'environnaient étaient saines, mais amincies au point de n'offrir qu'une couche de treize à quatorze millimètres six lignes) d'épaisseur : (une très-grande portion de ces parties molles avait servi à former les lambeaux). Au centre de cette tumeur se trouvait une substance sémi-osseuse, cartilagineuse dans quelques points, formant de nombreuses cellules remplies d'une matière médullaire altérée et cérébriforme. Trois points, situés à la partie antérieure et externe de sa circonférence, offraient de vastes foyers, contenant du pus séreux, et qui ne pouvaient tarder à s'ouvrir spontanément. La tête de l'humérus, qui était restée en contact avec la cavité glénoïde, n'était nullement malade dans sa surface articulaire; le reste du membre était parfaitement sain. La tumeur, soumise à la macération plus longtemps que je n'en avais eu l'intention, fut entièrement détruite, et il ne resta de l'humérus que la surface cartilagineuse de sa tête et le tiers inférieur de son corps.

Trente jours après l'opération, la plaie était cicatrisée, excepté à son extrémité inférieure, où il n'y avait plus qu'un très-petit point en suppuration, et l'état du malade était très-satisfaisant. Louis, entièrement convalescent, voyait chaque jour augmenter ses forces et son embonpoint. Il allait par toute la maison, faisait même quelques promenades en ville, par le beau temps. Mais un jour, malgré mes recommandations, il fit, hors de la maison, un repas trop copieux pour lui, but du vin, se refroidit, soupa néanmoins selon l'habitude, à son retour à la maison de Secours, cachant soigneusement son mal-aise et ce qui y avait donné lieu. Mais on ne tarda pas à s'en apercevoir, et je fus appelé à sept heures du soir.

La peau était sèche et chaude, la face rouge; il avait une fièvre violente avec céphalalgie sus-orbitaire; la langue était d'un rouge-vif; il y avait dyspnée, toux sèche et fréquente, un point douloureux à la partie gauche et inférieure de la poitrine; en un mot, il offrait tous les symptômes d'une pleurésie très-intense. Je cherchai à connaître les causes de tous ces désordres; et malgré mes questions pressantes, le malade cacha ses imprudences. Je prescrivis la diète la plus stricte, une infusion tiède de fleurs pectorales, et je conseillai à Louis de se tenir tranquille et chaudement dans son lit, pour chercher à rétablir la transpiration cutanée.

Le lendemain, à ma visite du matin, j'apprends que la nuit avait été mauvaise; le malade n'avait pas dormi, et les accidents de la veille persistaient avec la même intensité; le point de côté avait même augmenté, quoique sur le matin une forte sueur fût survenue. Continuation des moyens employés la veille, et de plus saignée du bras d'environ douze onces [1]. Loin de continuer à favoriser la cicatrisation de la petite plaie qui restait à l'épaule, j'y introduisis une mèche de charpie pour exciter la suppuration.

Le soir, il y a du mieux: la fièvre est moins forte; mais le point de côté n'a pas tout-à-fait disparu. Même prescription, excepté la saignée, et application de six sangsues sur le point douloureux, puis d'un cataplasme émollient sur le même lieu.

Le troisième jour de la pleurésie, trente-troisième après l'amputation, le malade est mieux, la toux moins fréquente; mais le point de côté persiste. L'irritation dérivative provoquée à la plaie par le pansement de la veille, y détermine un abcès qui s'ouvre à la partie supérieure de la cicatrice, et fournit un pus abondant et de bonne nature. Continuation des mêmes moyens que les jours précédents, excepté les sangsues.

[1] Le sang tiré par cette saignée offrait une preuve bien évidente de la possibilité de l'altération de cette humeur. Il avait l'apparence d'une eau légèrement colorée de sang noir, et dans laquelle il y aurait en suspension de la fine sciure d'un bois de couleur rouge-foncé: il laissa déposer un caillot à peine organisé, et qui ne contenait que très-peu de fibrine, avait l'aspect d'une bouillie, et se laissait très-facilement diviser.

Le lendemain, même état que la veille. Même prescription, plus un vésicatoire sur le point douloureux.

Le cinquième jour, la douleur avait presque disparu; mais la fièvre et la toux persistaient toujours. Continuation des mêmes moyens.

Enfin, après quinze jours de traitement, la fièvre avait cessé; le malade ne toussait presque plus, il se trouvait bien, et fut mis à un régime de plus en plus nourrissant, mais lacté, et qui ne satisfaisait pas complètement son appétit.

Pendant ce temps, la plaie de l'épaule qui attirait le moins mon attention, était bien loin d'être guérie. Le petit dépôt de la partie supérieure s'était cicatrisé; mais l'espèce d'exutoire que nous y avions établi en insinuant une mèche de charpie, était devenu fistuleux, et se prolongeait dans le tissu cellulaire du bord antérieur de l'aisselle. Je fis panser à plat pendant environ huit jours, et la cavité de la plaie ne se remplissant pas, je fus obligé d'inciser ce trajet fistuleux. Je fis ensuite panser la plaie avec des bandelettes d'emplâtre de cérat sur les bords, et de la charpie sèche au milieu pour favoriser la cicatrisation.

Enfin soixante-dix-sept jours après l'amputation, le 15 mars, malgré tous ces accidents, la plaie fut entièrement cicatrisée. L'état général de Louis était très-satisfaisant; seulement *il toussait* toujours légèrement.

Je me plaisais à croire entière et parfaite la guérison de notre malade; il sortait tous les jours; il faisait même des commissions dans la ville. Cela durait depuis environ quinze jours, lorsqu'il se plaignit de douleurs à la cicatrice. J'examinai cette partie, et je reconnus que la portion du lambeau postérieur, qui correspondait à la cavité glénoïde de l'omoplate, était sensible, tuméfiée, mais sans rougeur; à la partie inférieure de la cicatrice, il y avait une des glandes de l'aisselle qui était engorgée. J'attribuai ces accidents aux frottements des vêtements sur les parties qui venaient d'être le siége d'une affection grave, et qui n'étant nullement habituées à cette espèce de violences réitérées, ne pouvaient les supporter, quelque faibles qu'elles fussent, sans en être irritées. Je fis appliquer huit sangsues, quatre sur chaque point malade; les piqures donnèrent peu de sang, et lorsqu'elles cessèrent de couler, on les pansa avec un cataplasme émollient.

Huit jours après, les douleurs et l'inflammation de ces deux points avaient entièrement cessé. Pour diminuer la rudesse des frottements, et prévenir de nouveaux accidents, je fis faire une espèce de petit bonnet de soie ouaté, un peu épais, pour coîffer le moignon de l'épaule, et Louis reprit ses occupations antérieures.

Mais à peine ce malheureux avait-il échappé à tous ces accidents, qu'un nouvel orage vint l'assaillir. *Cinq mois après l'opération*, *le vingt-neuf Mai* 1823, sans causes connues, la petite toux qu'il avait conservée depuis à peu près quatre mois, devint tout-à-coup plus sèche, plus fréquente et plus violente. Il y eut dyspnée; une vive douleur se fit sentir du même côté gauche de la poitrine et au même point qu'autrefois. Une fièvre très-forte se développa; la langue était sèche et très-rouge; la maladie parut être une pleuro-pneumonie aiguë, entée sur une chronique, et pour cette fois, je désespérai de sauver le malade.

Le premier jour, le matin, je prescrivis une diète sévère, et pour boisson, l'infusion de fleurs pectorales tièdes. N'osant saigner au bras, vu l'état d'affaissement dans lequel je trouvai le pouls, je prescrivis l'application de six sangsues à la partie inférieure et latérale gauche de la poitrine.

Le second jour, les mêmes symptômes existaient avec un degré d'intensité aussi alarmant. Continuation des mêmes moyens de traitement, moins les sangsues.

Le troisième jour, loin de diminuer d'intensité, ces symptômes en avaient augmenté. Continuation des mêmes remèdes. Le soir, à six heures, je trouvai le pouls petit, serré; les extrémités froides, la parole entrecoupée, etc.; enfin, le malade était à l'agonie, et mourut un quart-d'heure après que je l'eus quitté.

AUTOPSIE CADAVÉRIQUE.

Le lendemain, 23 Mai 1823, à neuf heures du matin, quinze heures après la mort, je fis l'ouverture du cadavre en présence de mon père, de M. le Docteur Louis VALENTIN, qui avait vu le malade avant et après l'opération, et des étudiants de l'École secondaire de Médecine de Nancy.

EXTÉRIEUR. Des sugillations couvraient les régions postérieures du tronc et des membres, sur lesquelles le cadavre était resté couché après la mort. Le corps et les membres étaient maigres; la face et les pieds légèrement infiltrés; l'épaule droite où avait été pratiquée l'amputation, était parfaitement cicatrisée, (je l'ai enlevée, et je la conserve); elle offrait une belle cicatrice, s'étendant depuis l'espace qui sépare les sommets des apophyses acromion et coracoïde, jusqu'au creux de l'aisselle. Cette cicatrice était lisse dans ses trois quarts supérieurs; à la naissance de son quart inférieur on voyait une autre petite cicatrice transversale, longue de treize ou quatorze millimètres (six à sept lignes), perpendiculaire à la première, et s'étendant vers la partie extérieure du thorax. Elle résultait comme on l'a vu dans l'histoire de la maladie, d'une incision que j'avais été obligé de faire long-temps après l'amputation, pour guérir un point de la plaie devenu fistuleux, et où j'avais excité la suppuration en guise de cautère, pendant la première affection de poitrine du malade. Le quart inférieur de la principale cicatrice offrait plusieurs plis, disposés en rayons, et qui correspondaient à peu près à ceux du creux de l'aisselle.

Intérieur. *Tête*. Le crâne ouvert nous laissa voir les meninges infiltrées de sérosité. Les ventricules latéraux du cerveau n'étaient pas dilatés, mais remplis du même liquide.

Poitrine et *Abdomen*. Ces deux cavités ayant été successivement ouvertes et examinées, nous y avons reconnu les lésions suivantes :

1°. Le cœur, un peu plus volumineux qu'il n'aurait dû l'être pour un sujet de la taille de Louis, baignait dans une assez grande quantité de sérosité, qui remplissait la cavité du péricarde [1].

2°. Le poumon gauche, qui avait conservé son volume ordinaire, adhérait fortement à la plèvre costale dans toute son étendue. Il présentait dans

[1] Cet organe contenait de même que les gros vaisseaux artériels et veineux, un sang non coagulé, très-pâle et tel qu'était, après le repos, celui tiré par la saignée, et dont nous avons parlé ci-dessus.

son épaisseur, trois grandes masses de matière cérébriforme, dont la plus considérable était située vers les six premières côtes; la moyenne, sous les côtes asternales; et la plus petite, derrière le sternum et les cartilages des dernières côtes, s'étendant légèrement entre le cœur et le diaphragme. Un examen attentif nous convainquit que c'était le parenchime pulmonaire lui-même qui avait éprouvé cette dégénérescence : affection extrêmement rare, et malheureusement au-dessus des ressources de l'art, quand même elle aurait pu être reconnue plutôt.

3°. Le lobe inférieur du poumon droit était entièrement hépatisé, et offrait à sa surface quatre tubercules du volume de grosses noisettes; ils s'élevaient de l'organe par des pédicules grêles, de la grosseur d'une petite plume à écrire, longs de quelques centimètres, et ils adhéraient à la plèvre costale par leur sommet; ils contenaient aussi de la matière cérébriforme : les deux portions du lobe supérieur du même poumon n'étaient pas hépatisées, mais elles offraient dans leur parenchyme des tubercules dont les uns, ceux de la partie inférieure, contenaient de la substance cérébriforme; et les autres, ceux de la partie supérieure, n'étant pas encore entièrement convertis en cette matière, avaient un aspect lardacé.

4°. Enfin la portion de l'intestin grèle qui plongeait dans le petit bassin, était colorée en rouge-foncé, et paraissait affectée de phlegmasie aiguë. Le foie, l'estomac et les autres viscères abdominaux étaient dans leur état naturel.

CONCLUSION.

Malgré l'issue malheureuse de la maladie dont je viens d'exposer l'histoire, issue qui a été amenée par des circonstances étrangères à l'affection pour laquelle j'ai pratiqué l'amputation; j'ai pensé que ce cas aussi grave que rare ne pouvait qu'exci-citer vivement l'attention des hommes de l'art, et il m'a paru intéressant sous plusieurs points de vue. En effet il nous offre : 1° l'exemple d'une maladie extraordinaire des os, l'ostésarcome, affection heureusement peu commune et encore rangée aujourd'hui parmi celles dont la nature et les causes déterminantes sont inconnues, et contre laquelle on a employé jusqu'à présent sans succès toutes les ressources de la thérapeutique médicamenteuse. 2° La preuve que les sangsues, même au début de la maladie, les émollients, les vésicans, les narcotiques, les mercuriaux et la compression, n'ont eu aucune efficacité[1]. 3°. L'observation d'une

[1] Chez l'autre jeune homme dont j'ai parlé plus haut, qui portait la même maladie à l'extrémité tibiale du fémur,

amputation du bras à l'articulation scapulo-humérale, opération entourée, ici surtout, de grandes difficultés et de dangers, et qui a été faite avec succès dans ce cas extrêmement grave. 4°. Il montre enfin les avantages des modifications que j'ai apportées dans le procédé opératoire de M^rs^. DUPUYTREN et BECLARD, procédé qui avait été employé pour la première fois en 1818 à l'Hôtel-Dieu de Paris.

Je vais retracer avec plus de détails, ces modifications importantes :

1°. Je commence la première incision, non à la partie moyenne du sommet de l'apophyse acromion, mais plus en avant, entre cette apophyse et le bec coracoïde; d'où il résulte que le lambeau postérieur plus ample que l'antérieur, s'enfonce facilement sous le sommet de l'acromion, couvre seul et entièrement la cavité glénoïde, adhère promptement à la surface cartilagineuse de cette cavité, et en prévient ainsi la saillie entre

j'avais employé vainement aussi le liniment volatil ou ammoniacal, l'onguent napolitain double et les émollients. M. le professeur RICHREAND (Nosographie chir. 3me édit. 3me vol. pag. 133), rapporte l'observation d'un prêtre atteint d'une maladie semblable à celle de LOUIS, pour qui on avait employé sans succès les émollients, et le même liniment volatil, et qui mourut à l'hôpital St.-Louis, *sans être amputé*.

les lèvres de la plaie et l'exfoliation, comme je l'ai vu arriver à l'Hôtel-Dieu de Paris.

2°. Je propose en outre, pour obtenir plus facilement encore le même avantage, de ne plus commencer la seconde incision qui doit circonscrire le lambeau antérieur, au même point où l'on aura commencé la première; mais de la faire partir de cette première incision sous un angle très-aigu, et à un pouce et demi, ou à-peu-près, au-dessous de l'origine de celle-ci. Il résultera encore de là, que la partie supérieure des lambeaux aura toute l'ampleur possible, puisque la peau et les muscles n'éprouveront aucune perte de substance, et que les bords des lambeaux pourront plus facilement se toucher et se réunir par première intention.

3°. Il y a aussi un grand avantage à commencer l'opération par former d'abord et aussi complètement que possible, le lambeau postérieur, avant de s'occuper du lambeau antérieur; car celui-ci contenant plus d'artères, et étant plus voisin des vaisseaux et des nerfs axillaires, si pendant qu'on le forme il survient quelque hémorragie ou des accidents nerveux, leur durée n'est pas prolongée pendant le temps nécessaire pour former l'autre lambeau.

4°. Ce cas nous offre encore un exemple rare d'une dégénération de la plus grande partie des poumons, en substance cérébriforme, maladie chronique, insidieuse, dont il est impossible de constater l'existence pendant la vie, quoiqu'elle soit essentiellement mortelle. On voit aussi que malgré que la très-grande partie des poumons ait été réduite à la nullité la plus complète, cependant la respiration a paru à peine lésée, et que l'hématose a été suffisante pour entretenir assez long-temps la vie dans un sujet qui était encore atteint d'une autre maladie extrêmement grave [1].

5°. Enfin, l'histoire de Louis confirme surabondamment une vérité assez connue, c'est que là où échouent les médications diététique et pharmaceutique, la chirurgie offre souvent encore des ressources précieuses.

Je laisse au lecteur à tirer les autres conséquences qui découlent naturellement de tous ces faits, que je publie moins dans mon intérêt particulier que pour celui de la chirurgie, cette belle partie de l'art de guérir, dont ils font ressortir la prééminence, et dont nous nous honorons, dans notre famille, de joindre la pratique à celle des autres parties de la Médecine.

Mais s'il est utile à l'art de guérir, s'il est hono-

[1] Ce ne peut être, je crois, qu'à la maladie des poumons qu'il est possible d'attribuer le peu d'organisation du sang que nous avons observée, et dont nous avons parlé plus haut.

rable pour le médecin de rendre publiques les guérisons qu'il a opérées dans des cas graves et difficiles; il est aussi de son devoir de mettre sous les yeux des praticiens les cas où la nature, aidée par les soins les plus assidus et les plus méthodiques, n'a pu triompher de la maladie; et le médecin qui publie avec franchise ses revers comme ses succès, doit toujours avoir droit à la reconnaissance publique; si ces revers ne sont que les résultats de l'insuffisance malheureuse de son art, ou de l'impuissance de la nature.

Celse a dit:

« *Cum repugnante naturâ, nihil medicina proficiat* ».

Et Hippocrate, long-temps auparavant:

« Φυσεως γαρ επιλιπουσης κενα παντα ».

C'est-à-dire,

« *Natura enim deficiente, vana omnia* ».

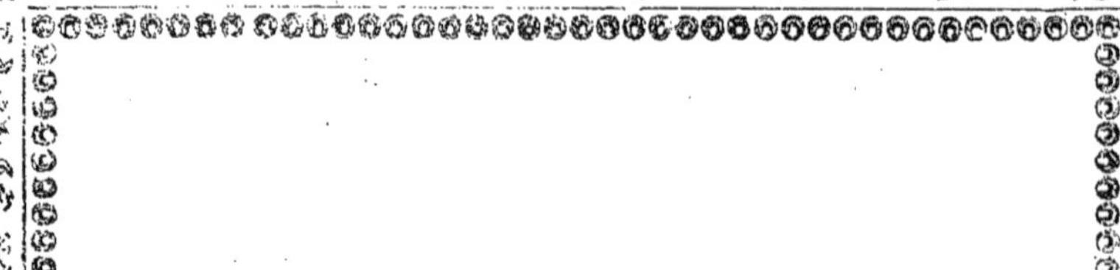

www.ingramcontent.com/pod-product-compliance
Ingram Content Group UK Ltd.
Pitfield, Milton Keynes, MK11 3LW, UK
UKHW020508230726
13925UKWH00005B/2119

9 782014 10627